Carolin Margraf

Die langfristigen Erfolge in der Adipositastherapie bei Kindern

AF135588

Carolin Margraf

Die langfristigen Erfolge in der Adipositastherapie bei Kindern

Therapieprogramme in Deutschland

AV Akademikerverlag

Impressum / Imprint

Bibliografische Information der Deutschen Nationalbibliothek: Die Deutsche Nationalbibliothek verzeichnet diese Publikation in der Deutschen Nationalbibliografie; detaillierte bibliografische Daten sind im Internet über http://dnb.d-nb.de abrufbar.
Alle in diesem Buch genannten Marken und Produktnamen unterliegen warenzeichen-, marken- oder patentrechtlichem Schutz bzw. sind Warenzeichen oder eingetragene Warenzeichen der jeweiligen Inhaber. Die Wiedergabe von Marken, Produktnamen, Gebrauchsnamen, Handelsnamen, Warenbezeichnungen u.s.w. in diesem Werk berechtigt auch ohne besondere Kennzeichnung nicht zu der Annahme, dass solche Namen im Sinne der Warenzeichen- und Markenschutzgesetzgebung als frei zu betrachten wären und daher von jedermann benutzt werden dürften.

Bibliographic information published by the Deutsche Nationalbibliothek: The Deutsche Nationalbibliothek lists this publication in the Deutsche Nationalbibliografie; detailed bibliographic data are available in the Internet at http://dnb.d-nb.de.
Any brand names and product names mentioned in this book are subject to trademark, brand or patent protection and are trademarks or registered trademarks of their respective holders. The use of brand names, product names, common names, trade names, product descriptions etc. even without a particular marking in this work is in no way to be construed to mean that such names may be regarded as unrestricted in respect of trademark and brand protection legislation and could thus be used by anyone.

Coverbild / Cover image: www.ingimage.com

Verlag / Publisher:
AV Akademikerverlag
ist ein Imprint der / is a trademark of
OmniScriptum GmbH & Co. KG
Heinrich-Böcking-Str. 6-8, 66121 Saarbrücken, Deutschland / Germany
Email: info@akademikerverlag.de

Herstellung: siehe letzte Seite /
Printed at: see last page
ISBN: 978-3-639-62769-5

Inhaltsverzeichnis

Abkürzungsverzeichnis

AGA	Arbeitsgemeinschaft Adipositas im Kindes- und Jugendalter
BMI	Body Mass Index
BzgA	Bundeszentrale für gesundheitliche Aufklärung
DGE	Deutsche Gesellschaft für Ernährung
EU	Eingangsuntersuchung
EvAKuJ	Evaluation Adipöser Kinder und Jugendlicher
FITOC	Freiburg Intervention Trial for Obese Children
HDL	High density lipoprotein
KIGGS	Kinder- und Jugendgesundheitssurvey
KU	Kontrolluntersuchung
LDL	Low density lipoprotein
SDS-BMI	Standard Deviation Score - Body Mass Index

Tabellenverzeichnis

Abbildungsverzeichnis

1. Einleitung

„Übermäßiges Körpergewicht ist heute die häufigste ernährungsabhängige Gesundheitsstörung bei Kindern und Jugendlichen" (Wabitsch et al. 2009).

Diese Tatsache hat zum Thema „Die langfristigen Erfolge in der Adipositastherapie bei Kindern" dieser Arbeit veranlasst, um die Problematik aufzuzeigen und die Vorgehensweisen hinsichtlich Prävention und Therapie in Deutschland zu erörtern.

Dies geschieht mit dem Ziel, herauszufinden, ob das Therapieangebot in Deutschland langfristige Effekte auf das Übergewicht im Kindesalter hat und ob folglich somit dem weiteren Anstieg der Prävalenz vorgebeugt werden kann.

Hierzu werden drei der gängigsten Abnehmprogramme hinsichtlich ihrer Erfolge diskutiert.

2. Methoden

Die Literaturrecherche ging folgendermaßen vonstatten: Zu Beginn wurde zu den Schlag-wörtern 'Adipositastherapie Erfolge', 'FITOC', 'Moby Dick Adipositas', 'Moby Dick Evalua-tion', 'Adi fit', 'Adi fit Osnabrück', 'Adipositas Kinder', 'Obeldicks', 'DONALD Studie', 'KOPS Studie', 'Kiel obesity prevention', 'Adipositas-Patienten-Verlaufsdokumentation APV' und 'KIGGS-Studie' in der Datenbank `pubmed` als auch in der Suchmaschine `google` nach passender Literatur gesucht. Dies ergab eine große Masse an verschiedenster Publikationen, wobei die Veröffentlichungen auf `pubmed` am brauchbarsten waren.

Ebenso wurde im Bibliothekensystem der Justus-Liebig-Universität Gießen als auch in dem der Bayerischen Staatsbibliothek München unter oben genannten Schlagwörtern recher-chiert, was vor allem in Verbindung mit dem Programm 'CiscoConnect' eine hohe Trefferzahl ergab.

Da die Literatur zu FITOC, Moby Dick und Obeldicks teilweise sehr alt war, wurden die Verantwortlichen der Abnehmprogramme direkt per E-Mail angeschrieben, um nach aktuellerer Literatur zu fragen. In jedem Fall wurde die Anfrage mit Publikationen im Anhang beantwortet.

Für die Arbeit verwendet wurde letztendlich nur etwa ein Drittel der recherchierten Treffer. auf Grund des geringen Umfangs der Arbeit wurde 'Adi fit' ausgeschlossen. Die sonstigen Publikationen wurden nach ihrer Relevanz für die Arbeit und ihrem Verfassungsdatum selektiert.

3. Definition Adipositas

Eine Adipositas liegt vor, wenn der Körperfettanteil an der Gesamtkörpermasse pathologisch erhöht ist. Die formale Einstufung der Adipositas basiert auf der Messung von Körpergröße und Körpergewicht, wobei diese Methode gegenüber anderen anthropometrischen Maßen wie Hüft- und Taillenumfang oder Hautfaltendicke deutlich überliegt. Somit hat sich auch bei Kindern zur Bestimmung des Körperfettanteils der Body Mass Index (BMI) durchgesetzt und gilt als Grundlage zur Definition der Adipositas. Dieser ergibt sich aus dem Körpergewicht dividiert durch die Körpergröße in Metern zum Quadrat (Wabitsch et al. 2009; Kurth et al. 2010).

Zur Einstufung des Ausmaßes des Übergewichts können speziell für Kinder und Jugendliche konzipierte Perzentilen nach K. Kromeyer-Hauschild herangezogen werden (Wabitsch et al. 2009).

Entsprechend der genannten Perzentilen kann auch bei Kindern und Jugendlichen das Überschreiten der 90. Perzentile als Übergewicht beziehungsweise das Überschreiten der 97. Perzentile als Adipositas bezeichnet werden. Extreme Adipositas wird definiert als ein BMI > 99,5. Perzentile (Wabitsch et al. 2013).

Der BMI-SDS (Standard Deviation Score) als weiterer aussagekräftiger Parameter der kindlichen Adipositas setzt sich aus dem individuellen BMI-Wert des Kindes und Referenzwerten für das aktuelle Alter und das Geschlecht zusammen (Escher et al. 2004)

3.1 Prävalenz der Adipositas im Kindesalter

Auf Grund dieser Messungen werden im folgenden Kapitel aktuelle Daten für Deutschland für das Auftreten von Übergewicht und Adipositas im Kindesalter offen gelegt.

Die derzeit beste Datenbasis für Prävalenzaussagen hierzu liefert der Kinder- und Jugendgesundheitssurvey (KIGGs), worin 17.641 Kinder und Jugendliche im Alter von 0 bis 17 Jahren in standardisierter Weise gemessen und nach dem Referenzsystem von Kronmeyer-Haunschild ausgewertet wurden (Kurth et al. 2010).

Hieraus ergibt sich nach dem Stand vom 31.12.2008, dass in Deutschland insgesamt 14,8% der Kinder und Jugendlichen im Alter von 2 bis 17 Jahren übergewichtig sind, davon 6,1% adipös.

Nach Erhebungen von KIGGs, die in den 80er und 90er Jahren durchgeführt wurden ist ein Anstieg der übergewichtigen Kinder und Jugendlichen um 50% und der adipösen um 100% zu verzeichnen (ebd.).

Eine Differenzierung der Prävalenz des Übergewichts und der Adipositas nach dem Alter wird im Folgenden dargestellt:

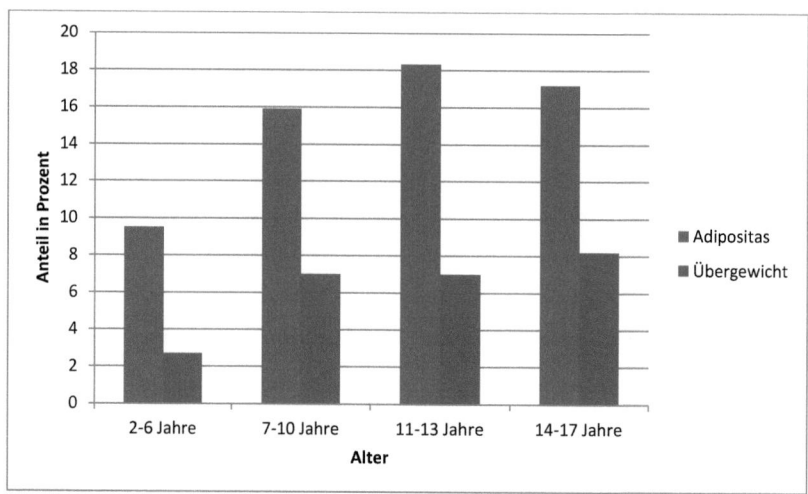

Abb. 1: Übergewicht und Adipositas in Deutschland bei Jungen nach Altersgruppen; modifiziert nach Kurth et al. 2010

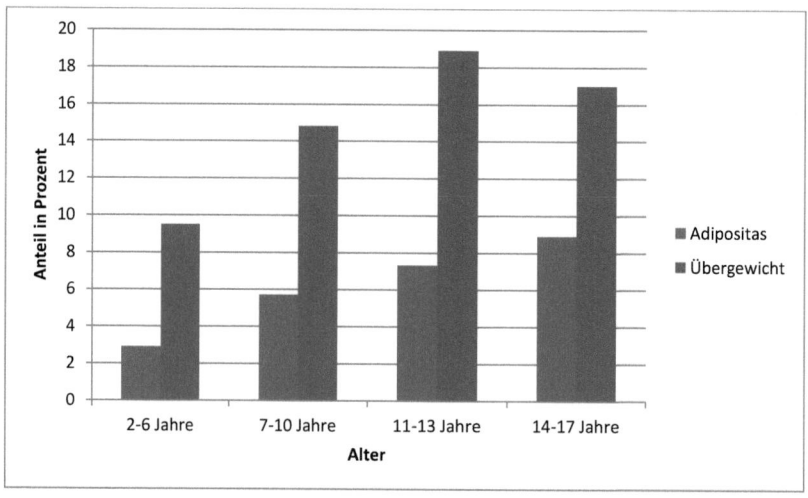

Abb. 2: Übergewicht und Adipositas in Deutschland bei Mädchen nach Altersgruppen; modifiziert nach Kurth et al. 2010

4

Zusammenfassend lässt sich sagen, dass seit Beginn der 90er Jahre der Anteil übergewichtiger und adipöser SchülerInnen bei der Einschulungsmessung ansteigt, es jedoch zur Zeit Anlass zu der Hypothese gibt, dass die Adipositasprävalenz ihr Maximum erreicht hat, was auf eine Rückentwicklung des Anteils der adipösen Kinder und Jugendlichen hoffen lässt (ebd.).

Ob diese Ergebnisse auf das aktuelle Angebot an Adipositasprogrammen für Kinder und Jugendliche in Deutschland zurückzuführen ist, gilt es im Folgenden zu erörtern.

3.2 Komorbiditäten der Adipositas im Kindesalter

Der große Anteil an adipösen und übergewichtigen Heranwachsenden in Deutschland bringt auf Grund von Komorbiditäten auch ein enormes public-health-Problem mit sich (Kurth et al. 2010).

Die reine Beurteilung durch den BMI reicht hier nicht aus, da andere Faktoren einen starken Einfluss auf das Krankheitsrisiko haben (BzgA 2010).

Kardiovaskuläre Faktoren wie etwa erhöhte Blutdruckwerte und Triglyceridspiegel, ein gestörter Kohlenhydratstoffwechsel und niedrige HDL-Werte spielen dabei eine große Rolle und korrelieren mit dem Ausmaß des Übergewichts. Etwa die Hälfte aller adipösen Kinder und Jugendlicher leidet an mindestens einem der oben genannten Begleiterscheinungen.

Ebenso sinkt in negativer Korrelation mit dem Übergewicht die körperliche Leistungsfähigkeit, das Risiko für orthopädische Störungen steigt und die Pubertätsentwicklung kann beeinträchtigt werden (ebd.)

Deutlich kann gesagt werden, dass eine bereits im Kindesalter beginnende Adipositas zu einer stärkeren Ausprägung im Erwachsenenalter führt und somit die Morbidität wie auch die Mortalität stark erhöht (ebd.).

Untersuchungen an über 2000 Kindern in zwei großen Studien ergaben folgende Ergebnisse:

Tab. 1.: Häufigkeiten der Komorbiditäten bei Übergewicht und
Adipositas im Kindesalter

Komorbidität	Häufigkeit
Bluthochdruck	circa 33 %
Fettstoffwechselstörungen	circa 25 %
Hyperurikämie	circa 20 %
Glucosetoleranzstörungen	circa 33 %
Diabetes mellitus Typ 2	< 1 %
nicht-alkoholische Fettleberkrankheit (NASH)	circa 7 – 10 %

modifiziert nach AGA 2011

Im Besonderen spielen jedoch die psychischen Komorbiditäten eine große Rolle, da für die Kinder ein großer Leidensdruck verbunden mit einem geringem Selbstwertgefühl und wenig Selbstvertrauen entsteht (BzgA 2010).

6

4. Ziele der Adipositastherapie im Kindes- und Jugendalter

Was die Ziele der langfristigen Behandlung in der Adipositastherapie bei Heranwachsenden betrifft, liegen konkrete Angaben der Arbeitsgemeinschaft Adipositas im Kindes- und Jugendalter (AGA) vor (Wabitsch et al. 2013).

Als primäres Ziel ist die langfristige Gewichtsreduktion zu nennen, welche mit einer Reduktion des Körperfettanteils und einer Stabilisierung des Gewichts einhergehen soll (ebd.).

Was als 'langfristiger Therapieerfolg' definiert wird, gibt es in diesem Zusammenhang keine allgemeingültige Aussage. Ein aussagekräftiger Vergleich zwischen kurz-, mittel- und langfristigen Erfolgen ist schwer möglich, da diesbezüglich in der Literatur stationäre mit ambulanten Behandlungsinterventionen in verschiedenen Zeitrahmen verglichen werden. Lediglich die Bundeszentrale für gesundheitliche Aufklärung gibt als 'längerfristigen' Therapieerfolg bei ambulanter Behandlung den Zeitpunkt ein Jahr nach Therapieende an (Böhler et al 2012).

Ein weiteres Ziel in der Adipositastherapie ist die Verbesserung oder Normalisierung der Adipositas-assoziierten Komorbiditäten, wofür meist nicht zwangsläufig eine Gewichtsnormalisierung notwendig ist, sondern häufig bereits eine leichte Gewichtsreduktion ausreicht (Wabitsch et al. 2013).

Auch angestrebt wird laut AGA eine Verbesserung des Ess- und Bewegungsverhaltens des Kindes, wobei die Familie miteinbezogen werden sollte. Hierbei sollen Strategien zur Problembewältigung erlernt als auch erfolgreiche Verhaltensänderungen langfristig implementiert werden. Eine bessere Beurteilung kann über das Therapieziel 'Vermeiden von unerwünschten Therapieeffekten' gemacht werden (ebd.).

Hier sind als unerwünschte Therapieeffekte die Entwicklung einer Essstörung, die Entwicklung oder Verstärkung orthopädischer Probleme, das Entstehen von Gallensteinen, eine Verlangsamung der Wachstumsgeschwindigkeit und psychische Destabilisierung gemeint. Außerdem soll eine übermäßig rasche Gewichtsabnahme vermieden werden, um den Jojo-Effekt zu verhindern (Böhler et al 2012).

Als letztes Ziel gilt die 'Förderung einer normalen körperlichen, psychischen und sozialen Entwicklung und Leistungsfähigkeit' an (Wabitsch et al. 2013).

5. Ergebnisse der langfristigen Erfolge in der Adipositastherapie bei Kindern

Sind nun die Ziele der Adipositastherapie im Kindes- und Jugendalter definiert, sollen im Folgenden einzelne Programme in Deutschland vorgestellt und ausgewertet werden.

Die aktuelle Datenlage aus epidemiologische Studien in Deutschland zeigt, dass alle Zeichen hinsichtlich der Adipositas bei Kindern und Jugendlichen alarmierend sind und dass als Reaktion auf dieses ernst zu nehmende public-health-Problem eine große Anzahl von gesundheitspolitischen Programmen und Maßnahmen hervorgebracht werden mussten und müssen, mit dem Ziel der Prävention und Verminderung der Adipositas und des Übergewichts (Kurth et al. 2010).

Ob dieses Ziel erreicht wird, hängt von der Prävention und den angebotenen Programmen ab. Durch weitere qualitätsgesicherte epidemiologische Auswertungen dieser Programme soll gezeigt werden, ob Entwarnung gegeben werden kann und ob sie auf längere Sicht effektiv sind (ebd.).

5.1 FITOC

Das Therapieprogramm FITOC bedeutet ´Freiburg Intervention Trial for Obese Children´ und wird seit 1987 in Freiburg und inzwischen auch in anderen Multiplikator-Städten in Form eines interdisziplinären Therpieansatzes durchgeführt (Korsten-Reck et al. 2004a).

5.1.1 Zielgruppe

Tab. 2: Zielgruppe der Schulung FITOC

Kinder zwischen 8 – 11 Jahren	
> 97. BMI-Perzentile	auch ohne Komorbiditäten
90. – 97. BMI-Perzentile	mit metabolischen, orthopädischen, respiratorischen, endokrinologischen oder psychischen Komorbiditäten; mindestens ein Elternteil mit Übergewicht

modifiziert nach Korsten-Reck et al. 2001

Für die potentielle Aufnahme ins Programm werden Motivation und Bereitschaft zur Teilnahme beim Kind wie auch bei den Eltern überprüft (Korsten-Reck et al. 2001).

5.1.2 Aufbau des Programms

Tab. 3: Aufbau der Schulung FITOC

Intensivphase	Dauer: 8 Monate
	− 3x/ Woche Sport
	− alle vier bis sechs Wochen Kochnachmittag
	− sieben Ernährungs- und Verhaltenssprechstunden für Kind und Eltern
	− ein Elternabend
Überwachungsphase (Follow-up)	Dauer: ein Jahr oder länger

modifiziert nach Korsten-Reck et al. 2001

Neben der Eingangsuntersuchung finden regelmäßige Kontrolluntersuchungen bezüglich physischer Parameter statt (Korsten-Reck et al 2004b).

Ernährungstherapie

Was die Ernährung betrifft findet bereits bei der routinemäßigen Eingangsuntersuchung eine auf das Kind abgestimmte Ernährungsberatung statt. Es wird eine ausgeprägte Ernährungs-anamnese durchgeführt sowie Vier-Tage-Ernährungsprotokolle ausgewertet. Als Grundlage der Ernährungstherapie gilt die von der DGE empfohlenen 1600 kcal Energiezufuhr pro Tag in Form von optimierter Mischkost (Korsten-Reck et al. 2001).

Der weitere Verlauf der Ernährungstherapie setzt sich aus einem wöchentlichen sportbe-gleitenden Gespräch, einer wöchentlichen Ernährungssprechstunde, Ernährungs- und Ver-haltensschulungen in unregelmäßigen Abständen, Kinderkochnachmittagen und Eltern-abenden zusammen. Außerdem werden alle vier bis sechs Wochen Drei-Tage-Ernährungs-protokolle ausgewertet (ebd.).

Die Themen hierzu werden kind- bzw. elterngerecht aufbereitet und beinhalten:

- Empfehlungen zur Kinderernährung
- Ernährungs- und verhaltensbezogene Veränderungen
- Kindgerechte Frühstücksempfehlungen mit Getreide und Getreideprodukten
- Milch und Milchprodukte für ein Schulfrühstück
- Die Wichtigkeit des Verzehrs von Obst, Gemüse, Rohkost und Salat
- Fleisch, Fisch, vegetarische Speisen

- Süßigkeitenverzehr und seine Bedeutung; Süßigkeitenkalender mit jeweils 150 bis 200 kcal pro Süßigkeit
- 10 goldene Verhaltensregeln für die Ernährung
- Diäten und ihre Auswirkungen
- Chronizität der Adipositas
- Adipositas mit ihren Ursachen und Folgen
- Essverhalten außer Haus und bei Festen
- Außenreizsteuerung
- Bedeutung der körperlichen Aktivität
- Rückfallstrategien

(Korsten-Reck et al. 2004a; Korsten-Reck et al. 2001)

Bei den Kinderkochnachmittagen handelt es sich um einen theoretischen und einen praktischen Teil von je 30 Minuten und einer anschließenden Besprechung des Nachmittags, die inklusive des gemeinsamen Essens nicht länger als 30 Minuten dauern sollte (Korsten-Reck et al. 2001).

Themen bei diesen Nachmittagen sind:
- Der Ernährungskreis der DGE
- Die Bedeutung der Nährstoffe
- Nahrungsmittelkunde
- Zubereitung von Lebensmitteln
- Ernährungsverhalten
- Beziehung zwischen Ernährung und physischer als auch mentaler Leistungsfähigkeit
- Grundlagen und Hintergründe der Adipositas

Speziell was das Trinken betrifft bekommen die Kinder ein individuelles Coaching, sollte der Verdacht bestehen, die Kinder würden zu wenig oder zu energiereiche Getränke trinken (ebd.).

Bewegungstherapie

Die Bewegungsstunden setzen sich im Allgemeinen aus moderatem und energischem Training in Form von Aerobic, Schwimmen, psychomotorischen Aktivitäten und Übungen zur Stärkung der Koordination, Beweglichkeit, Körperkraft und Schnelligkeit zusammen (Korsten-Reck et al. 2006a).

Tab. 4: Aufbau der Bewegungstherapie bei FITOC

Start-Phase	Dauer: 1 Monat
	− Gegenseitiges Kennenlernen − Stärkung des Teamgeistes − Gemeinsame Bewegungsspiele Die ersten Stunden sollen Spaß bringen und durch hohen Abwechslungsreichtum die Motivation steigern
Lern-Phase	Dauer: 4,5 Monate
	− Förderung der Ausdauer, Aerobic-Übungen, Koordinations- und Krafttraining − Tipps zur Implementierung von Sport im Alltag − Theorie: physische Reaktionen auf Sport
Übergangsphase	Dauer: 2,5 Monate
	− Herausarbeiten und Förderung der individuellen sportlichen Fähigkeiten
2x/ Woche Körpergewichtskontrollen	

modifiziert nach Korsten-Reck et al. 2001 und Korsten-Reck et al. 2006a

Verhaltenstherapie

Die Verhaltenstherapie wird hauptsächlich an den sieben Kinderkochnachmittagen durchgeführt, was auch die bereits genannten Themen des Ernährungsbereichs deutlich machen.

Parallel zu den Sportstunden finden noch individuelle Gespräche mit den Kindern statt. Hierzu setzt sich der Patient mit Arzt/ Ärztin, OecotrophologIn und PsychologIn zusammen und es wird über Ernährungs- und Verhaltensprobleme gesprochen und gemeinsam Lösungen hierfür gesucht (Korsten-Reck et al. 2001).

Miteinbezug der Familie

Wie bereits erwähnt erhalten die Eltern der PatientInnen ebenso sieben Schulungseinheiten (Korsten-Reck et al. 2001).

Das durchführende Team besteht ebenfalls aus einem Arzt/ einer Ärztin, einem/r OecotropholgIn und einem/r PsychologIn. Die Eltern werden zu denselben Themen wie ihre Kinder hinsichtlich Ernährung und Verhalten geschult (Korsten-Reck et al. 2004a).

Im Detail soll der Elternabend zu Gruppengesprächen mit dem interdisziplinären Team anregen und besteht aus einem 30-minütigem theoretischen Teil, einem 60-minütigem praktischen Teil und einer abschließenden 30-minütigen Gesprächsrunde. In der Theorie werden Ernährungs- und Verhaltenspunkte angesprochen. Im anschließenden Teil werden gemeinsam Speisen zubereitet und gegessen. In der Diskussionsrunde gibt es Raum für den Austausch von Erfahrungen (Korsten-Reck et al. 2001).

Nachsorge

Die Nachsorge findet nach Abschluss des achtmonatigen Programms in Form einer Kontroll-untersuchung analog der Eingangsuntersuchung und - wenn erforderlich - weiteren halbjähr-lichen Kontrolluntersuchungen statt, die je nach Stabilität des Kindes langsam ausgeschlich-en werden. Hierbei werden internistisch-spotmedizinische, psychologisch-psychiatrische und pädiatrische Basisfaktoren untersucht (Korsten-Reck et al. 2001).

Diese Überwachungsphase kann bis zu drei Jahren dauern und beinhaltet neben den medizinischen Aspekten auch weiterhin Sporteinheiten, die jedoch reduziert angeboten werden und auf eine selbstständige sportliche Betätigung des Kindes bauen. Es werden weiterhin Sprechstunden zu verschiedenen individuellen Anliegen für Kind als auch für deren Eltern angeboten. Ebenso finden weiterhin, jedoch seltener Elternabende statt (ebd.).

5.1.3 Evaluation

Der größte Teil der Evaluation findet am Ende der Intensivphase statt, weil hier entsprech-end der Eingangsuntersuchung eine Kontrolluntersuchung der gleichen Parameter durch-geführt wird (Korsten-Reck et al. 2006b).

Bei einer Evaluation von 2006 wurden die Daten von 494 Kindern ausgewertet, die in 33 Gruppen zwischen 1990 und 2004 das FITOC-Programm durchliefen. Von 472 Kindern konnten die Daten verwendet werden. Eine Gruppe von 29 Kindern, deren Daten aus verschiedenen Gründen nicht ausgewertet werden konnten ergab eine Kontrollgruppe. Die 472 Kinder setzen sich aus 220 Jungen und 252 Mädchen im Altersdurchschnitt von 10,5 Jahren zusammen (ebd.).

Entsprechend der vorgegebenen Ziele der Deutschen Adipositasgesellschaft wurden folgende Parameter erhoben: Körpergewicht und –größe, BMI und SDS-BMI, Gesamtcholesterin, LDL- und HDL-Cholesterin, die körperliche Fitness und das Freizeit- und Ernährungsverhalten. Die Methoden hierfür waren Fragebögen, Blutentnahme, Berechnung des BMI (-SDS) und ein Fahrradergometer zur Beurteilung der maximalen körperlichen Leistungsfähigkeit (ebd.).

5.1.4 Ergebnisse

Folgende Ergebnisse ergaben sich bei der Eingangs (EU)- bzw. bei der Kontrolluntersuchung (KU) hinsichtlich der erhobenen Parameter bei den TeilnehmerInnen sowie in der Kontrollgruppe:

langfristige Gewichtsreduktion

Tab. 5: BMI und BMI-SDS bei der EU und der KU bei FITOC

	Jungen		Mädchen		Kontrollgruppe	
	EU	KU	EU	KU	EU	KU
BMI (kg/m^2)	25,8	25,3	25,3	25,0	25,2	25,9
BMI-SDS	2,10	1,88	2,08	1,89	2,16	2,12

modifiziert nach Korsten-Reck et al. 2006c

Bei einer evaluierten Gruppe von 362 Jungen und Mädchen zeigte sich 1,5 Jahre nach Behandlungsbeginn weiterhin eine signifikante Reduktion des BMI-SDS (Korsten-Reck et al. 2006c).

Was die weiteren Langzeiterfolge betrifft, ergab sich, dass nach 3,3 Jahren die 40% der Kinder, deren Daten weiterhin erhoben werden konnten, die Ergebnisse entsprechend der 8-Monate-Nachuntersuchung konstant blieben (Korsten-Reck et al. 2004a).

Tab. 6: Cholesterinwerte bei der EU und der KU bei FITOC

	Jungen		Mädchen		Kontrollgruppe	
	EU	KU	EU	KU	EU	KU
CH (mg/dL)	180,2	175,5	174,9	174,2	163,0	162,8
LDL-C (mg/dL)	106,8	99,9	102,5	99,1	88,7	86,1
HDL-C (mg/dL)	48,4	48,9	46,0	46,9	50,8	50,7

modifiziert nach Korsten-Reck et al. 2006b

Auch hier zeigt sich 1,5 Jahre nach Behandlungsbeginn eine signifikante Reduktion des LDL-Cholesterins (Korsten-Reck et al. 2006c).

Auch 3,3 Jahre nach Therapiebeginn blieben noch bei 40% der TeilnehmerInnen die Cholesterinwerte konstant zu der 8-Monate-Nachuntersuchung (Korsten-Reck et al. 2004a).

Verbesserung des Ess- und Bewegungsverhaltens

Was das Fitness- und Ernährungsverhalten betrifft, geht laut der Fragebögen hervor, dass nun 40% der Jungen, im Gegensatz zu zuvor 14%, einer sportlichen Aktivität von drei Stunden pro Woche nachgehen und 37% der Mädchen (zuvor 13%) (Korsten-Reck et al. 2006b).

Die körperliche Leistungsfähigkeit war im Vergleich zur Eingangsuntersuchung auch 1,5 Jahre danach noch signifikant höher (Korsten-Reck et al. 2006c).

Somit können die Ziele der Gewichtsreduktion und –stabilisierung, die Verbesserung der Adipositas-assoziierten Krankheiten und die Verbesserung des Ernährungs- und Bewegungsverhaltens nach Beendigung des Programms als erreicht angesehen werden (Korsten-Reck et al. 2004a).

Weitere Verlaufsuntersuchungen nach einem, 1,5, 2, 2,5, 3,3 und 4,5 Jahren ergaben weiterhin deutliche Verbesserungen der erhobenen körperlichen Parameter, des Fitnessverhaltens und des Cholesterinprofils im Gegensatz zur Eingangsuntersuchung (Korsten-Reck et al. 2001). Genaue Zahlen hierfür liegen nicht vor.

Was die Ziele der unerwünschten Therapieeffekte und der Förderung der normalen körperlichen und physischen Entwicklung betrifft, können keine Aussagen getroffen werden.

5.2 Obeldicks

Das Therapieprogramm „Obeldicks" wurde in Zusammenarbeit mit dem Forschungsinstitut für Kinderernährung in Dortmund von der Vestischen Kinder- und Jugendklinik Datteln, Universität Witten/ Herdecke entwickelt.

5.2.1 Zielgruppe

Tab. 7: Zielgruppe der Schulung Obeldicks

Kinder und Jugendliche zwischen 8-16 Jahren	
> 99,5. Perzentile	auch ohne Komorbiditäten
> 97. – 99,5. Perzentile	mit Risikofaktoren wie Insulinresistenz, Dyslipidämie, familiärer Diabetes Typ 2
> 90. – 97. Perzentile	mit vorhandenen Komorbiditäten

modifiziert nach Dobe et al. 2011

Weitere Voraussetzungen zum Antritt des Programms sind der Ausschluss psychischer und somatischer Ursachen für die Adipositas und nachgewiesene Motivation in Form von Führen eines Ernährungsprotokolls über drei Tage und sportlicher Aktivität (Dobe et al. 2011).

5.2.2 Aufbau des Programms

Es findet eine medizinische Eingangsuntersuchung zu physiologischen Parametern statt.
Zu Beginn der Schulung werden die PatientInnen nach dem Alter eingeteilt. Es ergeben sich somit Altersgruppen von vier bis sieben Jahren, acht bis elf Jahren und 12 bis 16 Jahren. Ab 12 Jahren werden die TeilnehmerInnen getrenntgeschlechtlich geschult (Dobe et al. 2011). Während der gesamten Therapiezeit steht den PatientInnen und deren Angehörigen ein großes Netzwerk an Adipositassportgruppen und Elternselbsthilfegruppen zur Verfügung (Reinehr et al. 2010).

Tab. 8: Aufbau des Programms Obeldicks

Intensivphase	Dauer: 3 Monate	
	- 6 x 1,5 h Essverhaltenstraining - 6 x 1,5 h Ernährungsschulung - sechs Informationsveranstaltungen für die Eltern	
Etablierungsphase	Dauer: 6 Monate	

	- monatliche auf das Individuum
	  abgestimmte psychologische
	  Familiengespräche
	- monatliche Elterngesprächskreise
		1,5 h Bewegung pro
		Woche

Erhaltungsphase	Dauer: 3 Monate	

	- Entlassung in den Alltag außerhalb
	  der Therapieeinrichtung
	- bei Bedarf weitere individuelle
	  Beratung	

modifiziert nach Dobe et al. 2011

Das Programm Obeldicks baut auf Ernährungs-, Bewegungs- und Verhaltenstherapie, wobei sich hier noch eine individuelle ärztliche und psychologische Betreuung der Kinder und Jugendlichen wie auch deren Eltern präsentiert (Dobe et al. 2011).

Ernährungstherapie

Der Ernährungstherapie liegt die ´Optimierte Mischkost´ zugrunde. Des Weiteren wird mit dem Ampelsystem gearbeitet, bei welchem die Farbe Grün „reichlich", Gelb „mäßig" und Rot „sparsam" hinsichtlich der Menge der Lebensmittelauswahl visuell suggerieren sollen (Dobe et al. 2011).

Verbote für bestimmte Lebensmittel werden nicht ausgesprochen, da dies aus psychologischer Sicht kontraproduktiv wäre. Alternativ werden jedoch Austauschmöglichkeiten für sehr zucker- oder fetthaltige Lebensmittel angeboten (Reinehr et al. 2010).

Optimaler Weise finden drei Ernährungskurs-Einheiten vor und drei Einheiten nach den Verhaltenseinheiten statt. Außerdem laufen parallel zu den Kinderkursen die Ernährungseinheiten für die Eltern (ebd.).

Folgende Thematiken werden behandelt bzw. durchgeführt:

- Einführung des Ampelsystems, Verknüpfung mit Lebensmitteln
- Gemeinsames Kochen nach dem Ampelsystem
- Erlernen der gemeinsamen Tisch- und Esskultur, gemeinsames Essen
- Gemeinsame Auswertung der eigenen Ernährungsprotokolle nach dem Ampelsystem
- Einordnung von Lebensmitteln nach dem Ampelsystem
- Kennenlernen des Prinzips der Optimierten Mischkost und Erstellen eines Tagesplanes nach der Optimierten Mischkost
- Aufzeigen des Fett- und Zuckergehalts von Lebensmitteln
- Bewusstes Genießen von Schokolade
- Kinderlebensmittel-Werbung
- Portionsgrößen
- Klärung der Zutatenliste auf Lebensmitteln
- Vollkornbrottest mit Aufklärung bezüglich der Nährwerte der unterschiedlichen Brote
- Apfelschorlentest zur Verdeutlichung des guten Geschmacks von Saftschorlen
- Umgang mit Fast Food

(Reinehr et al. 2010)

Nach jeder Stunde werden den Kindern noch kleine Hausaufgaben zum Ernährungsverhalten oder zur Körperwahrnehmung mitgegeben, die dann am Anfang der folgenden Einheit besprochen werden (ebd.).

Die gesamten Ernährungseinheiten werden von DiätassistentInnen oder Oecotrophologinnen durchgeführt (ebd.).

Bewegungstherapie

Die Bewegungstherapie zeichnet sich dadurch aus, dass die Freude der Kinder an Bewegung in den Vordergrund gestellt wird und somit anstatt Ausdauersportarten wie Schwimmen, Radfahren oder Walken Mannschaftssportarten offeriert werden (Reinehr et al. 2010). Neben den wöchentlichen Sporteinheiten wird außerdem empfohlen mehr Bewegung in den Alltag einzubauen und lange sitzende Freizeitaktivitäten zu verhindern (ebd.). Nach dem Prinzip der Psychomotorik werden verschiedene Ballspiele, Fangen, Trampolinspringen, Kämpfen, Ringen, Skateboard fahren, Tanzen und Sportübungen für den Alltag angeboten. Mit diesem Therapieansatz wird neben den physiologischen Vorteilen auch das

Selbstbewusstsein der Kinder gestärkt und ein positives Körpergefühl vermittelt. Die Ressourcen und Stärken jedes Individuums werden berücksichtigt. Im Allgemeinen haben diese positiven Effekte ein gestärktes Gruppengefühl und mehr Spaß an Bewegung zur Folge (ebd.).

Im Detail läuft eine Bewegungseinheit, die immer von MotopädInnen geführt werden folgendermaßen ab: An eine Begrüßungsrunde zum Austausch aktueller Befinden und Anliegen schließt sich eine spielerische Aufwärmphase. Daraufhin folgt eine gemeinsame Ideensammlung für Spiele für die Stunde. Am Ende jeder Stunde werden Körperwahrnehmungsübungen wie auch eine Reflexionsrunde angeboten (ebd.).

Verhaltenstherapie

Bei der Verhaltenstherapie wird bevorzugt das Essverhalten geschult. Im Genaueren beschreibt folgende Aufzählung die Inhalte:

- Aufsetzen eines Vertrags zwischen TherapeutIn und PatientIn zur Motivationssteigerung
- Gemeinsame Erörterung von Gründen für das Übergewicht
- Protokollierung des eigenen Essverhaltens anhand des Ampelsystems
- Änderungsvorschläge
- Erklärung des Zusammenhangs zwischen Energiezufuhr und –verbrauch
- Zusammenhang zwischen Essen und Körpergefühl, Wohlbefinden und Gewicht
- Aufzeigen der angemessenen Trinkmenge
- Besprechung von Tipps, die das Wohlbefinden fördern
- Diskussion des Unterschieds zwischen Hunger und Appetit
- Selbstlob und Lob/ Verstärkung durch die Eltern
- Erlernen einer Technik zur Impulskontrolle
- Übungen zur Verstärkung der Selbstsicherheit
- Rückfallprophylaxe

(Reinehr et al. 2010)

Miteinbezug der Familie

Die Eltern erhalten sechs Informationsveranstaltungen mit ernährungspädagogischem und bewegungstherapeutischem Inhalt.

Die Einheiten stellen sich inhaltlich wie folgt dar:

- Definition von Adipositas und Normalgewicht
- Ursachen der Adipositas, Folgen und Behandlungsmöglichkeiten
- Definition „Therapieerfolg"
- Optimierte Mischkost
- Ampelsystem
- Definition des richtigen Essverhaltens
- Erläuterung der Rolle der Eltern
- Erlernen von Verstärkersystemen für die Kinder
- Stärkung der Eltern in ihrer Rolle als Vorbild
- Portionsgrößen für Kinder
- Fett- und Zuckergehalt von Lebensmitteln
- Auswertung von Ernährungsprotokollen der Kinder anhand des Ampelsystems
- Tipps zur Zucker- und Fettreduktion
- Geschmackstests zur Stärkung der Sinneswahrnehmung
- Selbstreflexion der Eltern im Bereich Bewegung
- Theoretische und praktische Einführung in die Psychomotorik
- Vorstellung von Bewegungsmöglichkeiten und -spielen für den Alltag
- Lebensmittelzutatenlisten

Je nach Thematik werden die Elternsequenzen von ÄrztInnen, PsychologInnen, DiätassistentInnen, OecotrophologInnen oder MotopädInnen durchgeführt (Reinehr et al. 2010).

Neben den Einheiten für die Eltern in der Intensivphase finden in der Etablierungsphase bei Bedarf individuelle Beratungen durch PsychologInnen für Eltern und ihre Kinder statt.

Bei diesen Beratungseinheiten soll gezeigt werden, wie das von beiden Seiten Erlernte im Familienalltag etabliert werden kann. Es werden gemeinsame Probleme und Verhaltensweisen erörtert und Erfolge aufgezeigt (ebd.).

In der hier angewendeten systemischen Familientherapie soll dem Rückfall in alte Gewohnheiten vorgebeugt sowie Tipps zur weiteren Selbstkontrolle gegeben werden (ebd.). Neben dem Angebot der individuellen Beratung werden ebenfalls Elterngesprächskreise angeboten, die einmal pro Monat in der Etablierungsphase stattfinden. Die inhaltliche Gestaltung ist offen, es findet viel mehr ein Austausch unter den betroffenen Eltern bezüglich Problembewältigungsstrategien und Erfahrungen statt (ebd.).

Nachsorge

Die Nachsorge findet in Form der Erhaltungsphase statt und wird als 'betreute Entlassung' bezeichnet. In dieser Zeit können je nach Bedarf individuelle Beratungstermine mit den PsychologInnen ausgemacht werden. Ansonsten wird das entlassene Kind und dessen Familie vom Haus- oder Kinderarzt betreut, der jedoch in enger Zusammenarbeit mit dem Team von Obeldicks steht (Reinehr et al. 2010).

5.2.3 Evaluation

Evaluiert wurde das Programm nach der Intention-to-treat-Methode. Die Teilnehmer, deren Verlauf nicht dokumentiert beziehungsweise ermittelt werden konnte wurden als 'nicht erfolgreich' eingestuft.

Neben dem BMI wurden auch die kardiovaskulären Begleiterscheinungen ermittelt.

Die Evalutaions-Population betrug 288 Kinder und Jugendliche, die am Programm teilgenommen haben. Als Kontrollgruppe (n=186) wurden Kinder mit herkömmlichen Behandlungsmethoden herangezogen, ebenso gab es eine unbehandelte Kontrollgruppe (n=100) (Dobe et al. 2011).

5.2.4 Ergebnisse

Nur bei den TeilnehmerInnen der Obeldicks-Gruppe zeigte sich eine signifikante Gewichtsreduktion, woraus sich nach dieser Evaluation eine Erfolgsrate von 79% ergibt. In Zahlen sind das eine BMI-Reduktion von 1,5 – 2 kg/ m^2. Der Anteil an adipösen Kinder der Gruppe verringerte sich um 30% (Dobe et al. 2011).

Vier Jahre nach Beendigung des Programms war der Gewichtsverlust weiterhin größer als bei Schulungsende, auch die kardiovaskulären Begleiterkrankungen blieben ein Jahr nach dem Programm verbessert (ebd.).

Als langfristiger Erfolg wurde bei Obeldicks eine auch ein Jahr nach Therapieende mindestens 5 – 10%ige Reduktion des Übergewichts erwartet als auch die Erfüllung der durch die AGA definierten Ziele (Reinehr et al. 2005).

Evaluiert wurden hierzu 132 Teilnehmer des Programms, wobei im Laufe der Nachuntersuchungen über die Jahre eine hoher drop-out stattfand.

langfristige Gewichtsreduktion

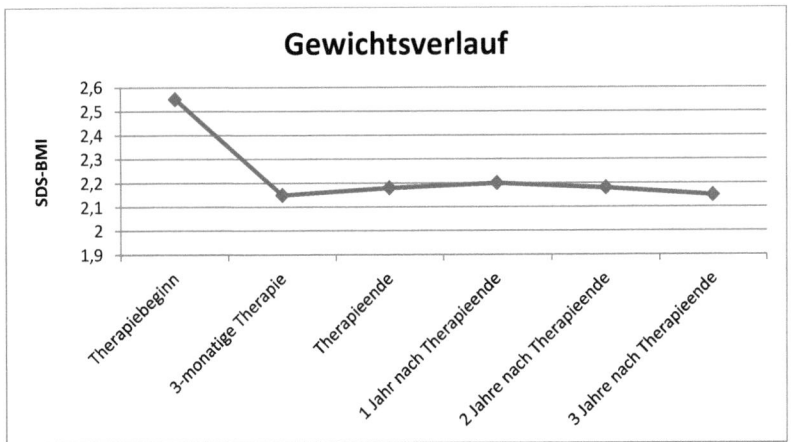

Abb. 3: Gewichtsverlauf der Obeldicks-TeilnehmerInnen, modifiziert nach Reinehr et al. 2007

71% der Patienten konnten ihr Übergewicht um über 5% senken, 55% über 10%. Letztendlich waren 34% der Teilnehmer nicht mehr andipös und 8% normalgewichtig (Reinehr et al. 2005).

Auch drei Jahr nach Therpieende konnte weiterhin eine bleibende Gewichtsreduktion von 66% festgehalten werden (Reinehr et al. 2007).

Verbesserung oder Normalisierung der Adipositas-assoziierten Komorbiditäten

Tab. 9: Komorbide Parameter zu Beginn und am Ende der Schulung Obeldicks

Merkmal	Beginn der Schulung [%]	Ende der Schulung [%]
arterielle Hypertonie	46	25
LDL-Cholesterin >150 mg/ dL	25	12
HDL-Cholesterin <35 mg/ dL	5	5
Triglyceride >150 mg/ dL	19	16
Insulinresistenz	19	6
Metabolisches Syndrom	22	10

modifiziert nach Dobe et al. 2011

Verbesserung des Ess- und Bewegungsverhaltens

Die Verbesserung des Ess- und Bewegungsverhaltens wurde anhand von Fragebögen zu Beginn und Ende des Therapieprogramms ermittelt. Je nach Alter füllten die PatientInnen oder ihre Eltern den Bogen aus. Ebenso wurden dreitägige Wiege- und Ernährungsprotokolle vor und nach der Therapie geführt und ausgewertet (Reinehr et al. 2005).

Aus den Befragungen ergab sich, dass sich die durchschnittliche wöchentliche sportliche Aktivität am Ende der Therapie um eine halbe Stunde gesteigert hat. Im Zuge dessen verringerten sich auch der tägliche Fernseh- und Computerkonsum von 2,2 auf 1,4 Stunden bzw. von 1,0 auf 0,6 Stunden (ebd.).

Das Bejahen von Süßigkeitenvorräten im Haushalt wurde von 77% auf 40% reduziert. Die Einstufung des Süßigkeitenkonsums besserte sich von „oft – immer" zu „selten- nie". Die Energiezufuhr pro Grundumsatz nahm von 0,95 auf 0,80 ab und der Anteil an Fett in den verzehrten Lebensmitteln sank von 36,3% auf 30,4% (ebd.).

Vermeiden von unerwünschten Therapieeffekten

Ärztliche und psychologische Untersuchungen schlossen unerwünschte Therapieeffekte durch regelmäßige Untersuchungen aus.

Bei Verdacht auf Essstörungen wurden Fragebögen angewendet. Die Störbarkeit des Essverhaltens (40% auf 25%) als auch die kognitive Kontrolle beim Essen (40% auf 70%) von Therapiebeginn bis Ende verbesserte sich signifikant (Reinehr et al. 2005).

Förderung einer normalen körperlichen, psychischen und sozialen Entwicklung und

Leistungsfähigkeit

Um die ganzheitliche Entwicklung und persönliche Einschätzung der Patienten zu messen wurden Fragebögen zur Evaluierung herangezogen, die zu Therapiebeginn und –ende von den Kindern bzw. je nach Alter deren Eltern ausgefüllt wurden (Reinehr et al. 2005).
Die Evaluierung der Bögen ergab folgende Ergebnisse:

Tab. 10: Selbstbewertung der TeilnehmerInnen vor und nach der Schulung Obeldicks; Werte von 0 bis 6, je größer desto besser

	Therapiebeginn	Therapieende
soziale Akzeptanz	3,8	4,4
sportliche Kompetenz	2,9	3,3
Attraktivität	2,1	2,7
Selbstsicherheit	3,9	3,99
Selbstwertgefühl	3,5	4,0

modifiziert nach Reinehr et al. 2005

5.3 Moby Dick

Moby Dick ist ein ambulantes Hamburger Programm zur Reduktion des Übergewichts bei Kindern und Jugendlichen. Es existiert seit 1998 und wurde in Kooperation mit der Hamburger Gesundheitsbehörde und unter Mithilfe der Arbeiterwohlfahrt ins Leben gerufen (Petersen et al. 2009).

5.3.1 Zielgruppe

Tab. 11: Zielgruppe der Schulung Moby Dick

Kinder und Jugendliche zwischen 8-17 Jahren	
> 99,5. Perzentile	auch ohne Komorbiditäten
> 97.-99,5. Perzentile	mit pathologischer Disposition
> 90. Perzentile	mit Begleiterkrankungen oder gesundheitlichen Risiken

modifiziert nach Petersen et al. 2009

Voraussetzung für den Antritt des Programms ist ein Informationsgespräch mit Eltern wie auch Kindern über Ablauf und Aufbau des Programms. Ebenso wird in dem Gespräch die Motivation der Beteiligten überprüft. Vertraglich verpflichtet sich die Familie zu einer regelmäßigen Teilnahme an der Schulung (Petersen et al. 2009).

Nach der physischen Untersuchung durch einen Kinderarzt, der Erfragung von Freizeit- und Ernährungsverhalten mittels standardisierter Fragebögen und der Erhebung einer Familien- und Sozialanamnese sind die Voraussetzungen zum Antritt des Programms erfüllt (ebd.).

5.3.2 Aufbau des Programms

Das einjährige Programm setzt sich aus wöchentlichen Treffen im Umfang von drei Stunden zusammen, wobei auf eineinhalb Stunden Bewegung eineinhalb Stunden Ernährungs- und Verhaltenstherapie folgen. Des Weiteren sind zusätzlich acht verhaltensmodifizierende Einheiten geplant. Die Teilnehmergruppen bestehen aus sechs bis zwölf gleichaltrigen Kindern beider Geschlechter (Petersen et al. 2009).

Um jedem Kind gerecht zu werden, baut das Moby Dick-Programm auf eine Binnendifferenzierung, was bedeutet, dass bei Bedarf dem Alter, dem Bildungsniveau, dem Geschlecht oder dem Grad der Adipositas entsprechend in Kleingruppen die Inhalte aufbereitet und vermittelt werden (Petersen 2005).

In den Ferien gilt ein gesondertes Programm. Die Kinder und Jugendlichen können beispielsweise an Kletter-, Tischtennis- oder Fußballkursen teilnehmen oder an kreativen Tätigkeiten wie Malen, Basteln oder Musizieren. Für den Bereich Ernährung werden Fast-Food-Restaurant-Besuche oder Einkaufstraining angeboten (Petersen et al. 2009).

Hingegen der gängigen drei Standbeine der Ernährungs-, Verhaltens- und Bewegungstherapie baut Moby Dick auf fünf Säulen, die jedoch den drei Bereichen zugeordnet werden können:

1. Selbstvertrauen stärken

2. Nicht zunehmen

3. Anders statt einfach weniger essen

4. Eine gemeinsame Mahlzeit am Tag

5. Weniger Sitz- und dafür mehr Aktivzeiten (Petersen et al. 2003)

Ernährungstherapie

Die Ernährungstherapie besteht aus theoretischen Teilen der Ernährungslehre und der praktischen Zubereitung von gesunden Speisen (Petersen et al. 2009).

Außerdem werden psychosoziale und medizinische Themen in die Schulung eingebaut (Petersen 2005).

Zu folgenden Themen werden die Kinder in den einzelnen Therapiestunden geschult:

- Gesunde Mischkost
- Die Lebensmittelpyramide
- Milchprodukte
- wertvolle Eiweißlieferanten
- Fettspartipps (Fisch, Fleisch)
- fünfmal Obst und Gemüse am Tag
- Körner, Kerne, Hülsenfrüchte und Nüsse
- Süßigkeiten, Cola und Fast Food
- Diät-Ampel
- Regelmäßiges Essen
- Trinken
- Genuss
- Mehr Bewegung anstatt Diät
- Kennenlernen des Sättigungsgefühls

(Petersen et al. 2003)

Im praktischen Unterrichtsteil werden gesunde Speisen aus dem Buch ´Moby Dicks Spaß-Diät für Kinder´ gekocht. Es gibt thematische Rezepte zu Frühstück, warmen und kalten Hauptgerichten, Snacks, Desserts und Getränken (Petersen et al. 2009; Petersen et al. 2003).

Bewegungstherapie

Bei der Bewegungstherapie werden psychomotorische Elemente, Herz-Kreislauftraining, Ausdauertraining und Bewegungsspiele nach den Empfehlungen der AGA angeboten (Petersen et al. 2009).

Die AGA empfiehlt den Fokus der Bewegungstherapie auf die Lebensstiländerung zu legen, sprich eine Steigerung der körperlichen Aktivität im Alltag und eine Minderung von inaktiven Freizeitaktivitäten wie Fernsehen oder Computerspielen (Wabitsch et al. 2009).

Im Genauen bedeutet dies bei Moby Dick aktivierende, gelenkschonende Übungen, Trendsportarten, Entspannungs- und Dehnungsübungen zum Abbau negativer Gefühle oder innerer Verspannungen ohne Essen. Ebenso soll ein besseres Körpergefühl zum Beispiel in Form von Traumreisen, Atemtherapien oder auch Schwarzlichttheater vermittelt werden, wobei bei den TeilnehmerInnen ohne die Darstellung des eigenen Körpers Bewegungsabläufe gefördert werden, was zu Erfolgserlebnissen führen soll (Rost 2004).

Die Einheiten sollen zur Motivationssteigerung stets in Gruppen stattfinden und an den Grad der Adipositas angepasst sein. Für die Kinder als auch für deren Eltern sollen neben den praktischen Sequenzen auch regelmäßige theoretische Einheiten zur Wissensvermittlung stattfinden, um den Effekt und die körperlichen Veränderungen bei sportlicher Aktivität zu klären und zu verstehen (Wabitsch et al. 2009).

Verhaltenstherapie

Das Ziel in den verhaltenstherapeutischen Unterrichtseinheiten ist die Stärkung des Selbstbewusstseins und das Erlernen eines gesunden Essverhaltens (Petersen et al. 2009).
Dies wird durch Themen wie

- Mit Genuss essen
- Trinken anstatt Naschen
- Gemeinsamer Verzehr von Mahlzeiten im Familienkontext
- Die Signale des Körpers
- Hunger- und Sättigungsgefühl

vermittelt (Petersen et al. 2003).
Die Fortschritte eines jeden Kindes in der Verhaltensmodifikation werden in Einzel- und Gruppengesprächen untersucht (Petersen et al. 2009).

Miteinbezug der Familie

Vier- bis sechswöchig finden insgesamt sechs Eltern-Kind-Nachmittage statt, bei welchen die Eltern an den Gruppenveranstaltungen teilnehmen und auch Termine mit den PädagogInnen stattfinden, an welchen der aktuelle Stand der Entwicklung des Kindes besprochen wird. Die Eltern werden an diesen Nachmittagen ebenfalls bzgl. Ernährung, Bewegung und psychosozialem Verhalten geschult (Petersen 2005).

Zusätzlich gibt es Elternabende zu den Themen:

- Hilfe zur Ernährungsumstellung
- Verbesserung des Freizeitverhaltens
- Verbesserung psychosozialer Probleme
- Falls nötig Verknüpfung mit Psychotherapie
- Medizinische Zusammenhänge (Petersen et al. 2009; Petersen 2005)

Nachsorge

Bei Beendigung des Programms nach dem Therapiejahr werden Folgemaßnahmen und Zielvereinbarungen festgelegt (Petersen 2005).

Es wird den TeilnehmerInnen empfohlen, weiterhin das Sportangebot von Moby Dick wahrzunehmen, es sei denn sie treten aus eigener Motivation heraus privat eine Sportart an. Außerdem können bei Bedarf regelmäßig Auffrischungskurse zur Rückfallprophylaxe besucht werden (Petersen et al. 2009).

Fühlt sich das Kind und die Familie noch zu unsicher, das Thema Adipositas allein weiter zu bekämpfen, gilt das Angebot, um ein weiteres Jahr zu verlängern oder noch teilweise an Maßnahmen oder Elternabenden teilzunehmen (Petersen 2005).

Bei Nachuntersuchungen ein Jahr und drei Jahre nach Therapieende werden die vereinbarten Maßnahmen und Ziele kontrolliert (Petersen et al. 2009).

5.3.3 Evaluation

In jedem Bereich, das heißt in Ernährung, Bewegung und Verhalten werden die Maßnahmen dokumentiert und ausgewertet. Immer zu Beginn des Programms, nach einem halben Jahr, am Ende des Trainings und ein Jahr nach Beendigung werden anthropometrische Daten erhoben und Fragebögen bezüglich der Ess-, Bewegungs- und Verhaltensgewohnheiten ausgefüllt und evaluiert (Petersen et al. 2009).

Außerdem nimmt das Moby Dick-Programm an Studien und Verlaufsdokumentationen der Bundeszentrale für gesundheitliche Aufklärung teil.

Die Daten von 543 Kindern konnten dokumentiert und ausgewertet werden.

Auf Evidenzbasis konnte eine Evaluation von 35 teilnehmenden Kindern und einer zehnköpfigen Kontrollgruppe, welche die Therapie frühzeitig abbrach, durchgeführt werden (ebd.).

5.3.4 Ergebnisse

Im Allgemeinen lässt sich sagen, dass ein großer Anteil der TeilnehmerInnen eine Gewichtsreduktion oder –stabilisierung durch ein verbessertes Ernährungs- und Freizeitverhalten erreichen konnte (Petersen et al. 2009).

Nach einem Jahr Teilnahme senkten oder stabilisierten von den 543 Kindern 67% ihren BMI-SDS. Ein Jahr nach Beendigung des Programms konnte dieses Ergebnis weiterhin bei 67% der ehemaligen TeilnehmerInnen beibehalten werden (ebd.).

Auf Evidenzbasis konnte gezeigt werden, dass der BMI durchschnittlich um 0,6 kg/m^2 reduziert werden konnte (ebd.).

(Langfristige) Gewichtsreduktion

Tab. 12: BMI und BMI-SDS im Verlauf der Schulung Moby Dick

	keine Steigerung des BMI-SDS		Senkung des BMI-SDS (um 0,25 Einheiten)	
	%	n	%	n
nach 6 Monaten	47,1	256	13,1	71
Therapieende	45,5	247	19	103
6 Monate nach Therapieende	46,2	251	20,4	111
> ein Jahr nach Therapieende	45,9	249	21,2	115

modifiziert nach Petersen et al. 2009

Verbesserung oder Normalisierung der Adipositas-assoziierten Komorbiditäten

Was die Komorbiditäten angeht konnte ein Abfall des LDL-Cholesterins um 32 mg/dL erreicht werden, ebenso ein Anstieg des HDL-Cholesterins um 2,3 mg/ dL. Blutdruck- und Triglyceridwerte weisen keine signifikanten Unterschiede auf (Petersen et al. 2009).

Verbesserung des Ess- und Bewegungsverhaltens

Bezüglich der Verbesserung des Ess- und Bewegungsverhaltens lässt sich keine Aussage treffen, nur, dass durch das veränderte Ernährungs- und Freizeit- verhalten die erwünschte Gewichtsreduktion erreicht werden konnte (Petersen et al. 2009).

Zu den Zielen der unerwünschten Therapieeffekte und der Förderung der normalen körperlichen und physischen Entwicklung können auf Grund fehlender Literatur keine Angaben gemacht werden.

6. Diskussion

Langfristige Gewichtsreduktion

Tab. 13: Verlauf des BMI-SDS in den unterschiedlichen Schulungen

FITOC	Therapieende	1,5 Jahre nach Therapieende	3,3 Jahr nach Therapieende
	- 0,19-0,22	signifikant	Konstanz
Obeldicks	Therapieende	1 Jahr nach Therapieende	3 Jahre nach Therapieende
	ca. - 0,19	ca. - 0,17	- 0,20
Moby Dick	Therapieende	6 Monate nach Therapieende	> ein Jahr nach Therapieende
	- 0,25 bei 19 %	- 0,25 bei 20,4 %	- 0,25 bei 21,2 %

modifiziert nach Korsten-Reck et al. 2006c; Reinehr et al. 2007; Petersen et al. 2009

In relativen Zahlen bedeutet dies, dass bei Obeldicks 79%, bei FITOC 71,7%, und bei Moby Dick 67% am Ende der Schulung das Übergewicht reduzieren konnten (Dobe et al. 2011; Korsten-Reck et al. 2006b; Petersen et al 2006).

Verbesserung oder Normalisierung der Adipositas-assoziierten Komorbiditäten

Tab. 14: Vergleich der Cholesterinwerte in den unterschiedlichen Schulungen

bei Therapieende	Cholesterin (mg/dL)		LDL-Cholesterin (mg/dL)		HDL-Cholesterin (mg/dL)	
FITOC	Junge	Mädchen	Junge	Mädchen	Junge	Mädchen
	- 4,7	- 0,7	- 6,9	- 3,4	+ 0,5	+ 0,9
Obeldicks	k.A.		- 13% > 150		gleichbleibend	
Moby Dick	k.A.		- 32		+ 2,3 mg/ dL	

modifiziert nach Korsten-Reck et al. 2006b; Dobe et al. 2011; Petersen et al. 2009

Zu den weiteren von der AGA definierten Zielen lassen sich auf Grund der mangelnden Publikationen keine Vergleiche anstellen.

Die Programme selbst bewerben sich mit einer Erfolgsquote von circa 70% bei FITOC und Moby Dick und 74% bei Obeldicks (Petersen et al. 2009; Korsten-Reck et al. 2012; Reinehr et al. 2005).

Es lässt sich sagen, dass bei allen drei Programmen sowohl beim BMI-SDS als auch bei den publizierten Blutwerten eine signifikante Reduktion stattfand. Im Vergleich zeigen die drei Programme kaum Unterschiede beim Gewichtsverlust, wobei sich auf Grund der unterschiedlichen Arten der Angaben nur schwer Vergleiche anstellen lassen können.

Bei Obeldicks als auch bei Moby Dick sinkt der BMI-SDS auch noch Jahre nach Beendigung des Programms, wenn auch geringfügig. Bei FITOC bleibt er konstant, wobei FITOC das intensivste Nachsorgeprogramm anbietet. Moby Dick und Obeldicks bauen auf freiwilliges und eigenverantwortliches Handeln nach Beendigung der Schulung.

Die Reduktion des BMI-SDS korreliert nicht mit dem Abfall der Cholesterin-Werte bzw. mit dem Anstieg des HDL-Cholesterins. Die massive Verbesserung der Cholesterinwerte bei Moby Dick rühren wohl vom individuellen Zuschnitt des Programms auf das jeweilige Kind und die Dauer des Programms her, was die Unterschiede zu den anderen beiden Programmen ausmacht.

FITOC legt mit 3x1,5 Stunden pro Woche seinen Schwerpunkt auf das Bewegungsprogramm, Obeldicks baut stark auf die Integration der Eltern, wohingegen Moby Dick eine ausgewogene Mischung aus Ernährungs-, Verhaltens- und Bewegungstherapie unter Einbezug der Eltern anbietet. Moby Dick geht dabei sehr individuell auf die Kinder ein.

Jedoch kann eine Gegenüberstellung kaum stattfinden, da sich die Programme hinsichtlich ihres Vorgehens in der Evaluation, der Studienpopulation und der verschiedenen Messzeitpunkte stark unterscheiden. Des Weiteren gibt die eine Schulung ihre Ergebnisse in relativen, die anderen in absoluten Zahlen an, weshalb der direkte Vergleich schlecht möglich ist.

Für die Evaluierung einzelner Therapieanbieter ist bis jetzt weder ein standardisiertes Vorgehen noch der Umgang mit drop-outs und die Definition von den Zielen der Therapie gegeben (Hoffmeister et al. 2010).

Nur bei Obeldicks ist eine ausreichende Beurteilung aller der von der AGA vorgegebenen Ziele gegeben. Die anderen beiden Schulungen geben zu wenige Angaben um die langfristigen Ziele diesbezüglich zu beurteilen.

Die hohe drop-out-rate in den verschiedenen Folgeuntersuchungen lässt keine aussagekräftigen Thesen zu, da die Patienten, die nicht mehr an den follow-ups teilnehmen meist keinen Erfolg mit der Therapie hatten und somit das Ergebnis verfälscht wird. Hierzu müssen noch Maßnahmen zur Erfolgssicherung und -überprüfung entwickelt und evaluiert werden (Böhler et al. 2012).

Langfristige Ergebnisse zu erhalten ist auch deshalb schwer, weil die loss-to-follow-up-Rate nach Therapieende sehr hoch ist und erfolgreiche TeilnehmerInnen eher bereit sind an Nachuntersuchungen teilzunehmen als erfolglose. Somit kann das Ergebnis leicht verfälscht werden (Hoffmeister et al. 2011).

Um dennoch eine Übersicht über die Erfolge oder auch Folgen von Abnehmprogrammen in Deutschland zu geben werden nun Ergebnisse von ganzheitlichen Übersichtsstudien diskutiert.

In der EvAKuJ-Studie wurden 48 ausgeloste ambulante und stationäre Abnehm-einrichtungen mit insgesamt 1916 TeilnehmerInnen (davon 1041 ambulant) ausgewertet. Hierbei ergab sich, dass die mittlere BMI-SDS-Reduktion am Ende der Intervention bei -0,27 und ein Jahr nach Beendigung des Programms bei -0,23 lag (ebd.).

Auch die Cholesterinwerte verbesserten sich im Vergleich zu Therapiebeginn:

Tab. 15: Cholesterinwerte in der EvAKuJ-Studie

	Therapiebeginn im Mittel	Therapieende im Mittel
LDL-Cholesterin (mg/dL)	97	96
HDL-Cholesterin (mg/dL)	49	53

modifiziert nach Hoffmeister et al. 2011

Positiv ist nach Durchlaufen einer Abnehmschulung die Verbesserung des Essverhaltens zu bewerten. Hier konnten 30% ein gezügelteres Speisen vermerken, was bei 15% auch noch ein Jahr nach Therapiestart anhielt.

Langfristig konnten nur 10% die Reduktion der Störbarkeit ihres Essverhaltens beibehalten. Auch die Häufigkeit der Nahrungsaufnahme verbesserte sich bei den TeilnehmerInnen nur kurzfristig.

Etwa 30% der ehemaligen PatientInnen konnten langfristig eine Verbesserung der Lebens-mittelauswahl beibehalten (Hoffmeister et al. 2011).

Nur tendenziell nahmen der Medienkonsum ab und die körperliche Aktivität zu (ebd.)

Langfristig können nur selten Verbesserungen in diesen Bereichen beibehalten werden (ebd.).

Im Gegensatz zu Schulungsbeginn zeigten die psychischen Auffälligkeiten eine signifikante Reduktion bei Therapieende. In jeglichen beobachteten Lebensqualitätsbereichen verbesserten sich die untersuchten Parameter signifikant sowohl bei Therapieende als auch bei der einjährigen Nachuntersuchung. Ebenso signifikant ist dabei die Korrelation mit der Verringerung des BMI-SDS. Die Kinder mit einem höheren Gewichtsverlust zeigen einen höheren Gewinn an Lebensqualität auf. Im Mittel profitieren jedoch alle Kinder von dem Gewichtsverlust (ebd.).

Im Allgemeinen wurde nachgewiesen, dass für den Therapieerfolg die Unterstützung der Eltern, der Hyperaktivitätsgrad und sozioökonomische Faktoren eine große Rolle spielen. Keine signifikanten Korrelationen konnten bezüglich des Alters, des Geschlechts, des Start-BMI-SDS-Wertes, des Migrationsstatus und des BMIs der Eltern festgestellt werden (ebd.).

7. Fazit

Abschließend kann festgehalten werden, dass sich die drei beschriebenen Abnehmprogramme bezüglich ihrer Ergebnisse denen der EvAKuJ-Studie ähneln und somit eventuell die gleichen Langzeiteffekte zu erwarten sind. Langfristige Erfolge in der Gewichtsreduktion und in der Verbesserung des Blutprofils können erreicht werden.

Um die langfristigen Erfolge in der Adipositastherapie bei Kindern jedoch nachzuweisen, müssen noch genauere und evidenzbasierte Evaluationen der Programme durchgeführt werden. Eine Vereinheitlichung der Ziele und der Auswertung von Therapieprogrammen in Deutschland ist anzustreben.

Literaturverzeichnis

1. Zeitschriften

Böhler T, Bengel J, Goldapp C, Mann R et al. (2012) Bericht zur EvAKuJ-Studie im Rahmen des Qualitätssicherungsprozesses der BzgA zur Prävention und Therapie von Übergewicht bei Kindern und Jugendlichen; Bundeszentrale für gesundheitliche Aufklärung

Bundeszentrale für gesundheitliche Aufklärung (BZgA) (2010) Qualitätskriterien für Maßnahmen der Gesundheitsförderung und Primärprävention von Übergewicht bei Kindern und Jugendlichen; Gesundheitsförderung Konkret, Band 13

Dobe M, Geisler A, Hoffmann D et al. (2011) Das Obeldicks-Konzept-Beispiel eines erfolgreichen ambulanten Therapieprogramms für Kinder und Jugendliche mit Übergewicht oder Adipositas. Bundesgesundheitsblatt 2011, 54: 628-635

Escher A, Korsten-Reck U, Gollhofer A et al. (2004) Qualitätsmanagement für Gesundheitsprogramme zur Behandlung adipöser Kinder am Fallbeispiel „Freiburg Intervention Trial for Obese Children" (FITOC). Journal für Ernährungsmedizin 2004; 6 (2): 10-13

Hoffmeister U, Bullinger M, van Egmond-Fröhlich A et al. (2010) Beobachtungsstudie der BzgA zur Adipositastherapie bei Kindern und Jugendlichen in Deutschland: Anthropometrie, Komorbidität und Sozialstatus. Klinische Pädiatrie 2010, 222: 274-278

Hoffmeister U, Bullinger M, van Egmong-Fröhlich A et al. (2011) Übergewicht und Adipositas in Kindheit und Jugend-Evaluation der ambulanten und stationären Versorgung in Deutschland in der „EvAKuJ-Studie". Bundesgesundheitsblatt 2011, 54: 128-135

Korsten-Reck U, Rudloff C, Wolfarth B et al. (2001) Freiburger Interventionsprogramm zur ambulanten Therapie der Adipositas im Kindesalter (FITOC). Ernährung im Fokus 1-09/01: 226-229

Korsten-Reck U et al. (2004a) FITOC (Freiburg Intervention Trial for Obese Children)-Ergebnisse und Erfahrungen. Kinder- und Jugendmedizin 2004, 4: 132-138

Korsten-Reck U, Kromeyer-Hauschild K, Wolfarth B et al. (2004b) Freiburg Intervention Trial for Obese Children (FITOC): results of a clinical observation study. International Journal of Obesity 0: 000-000

Korsten-Reck U, Kaspar T, Korsten K et al. (2006a) Motor Abilities and Aerobic Fitness of Obese Children. Int J Sports Med 28(9): 762-767

Korsten-Reck U, Kromeyer-Hauschild K, Korsten K et al. (2006b) Freiburg Intervention Trial for Obese Children (FITOC): Ergebnisse einer klinischen Beobachtungsstudie. Deutsche Zeitschrift für Sportmedizin 57 (2): 36-40

Korsten-Reck U (2006c) Adipositas im Kindes- und Jugendalter – Erfahrungen und Ergebnisse des Interventionsprogramms FITOC (Freiburg Intervention Trial for Obese Children) nach 1,5 Jahren. ZFA-Zeitschrift für Allgemeinmedizin 2006, 82: 111-117

Kurth B-M, Schaffrath Rosario A (2010) Übergewicht und Adipositas bei Kindern und Jugendlichen in Deutschland. Bundesgesundheitsblatt 2010 53: 643-652

Petersen C (2005) Moby Dick-Gesundheitsprogramm für übergewichtige und adipöse Kinder. In: Bjarnason-Wehrens B, Dordel S (Hrsg.), Übergewicht und Adipositas im Kindes- und Jugendalter. Academia Verlag, Sankt Augustin, 181-190

Petersen C, Schlesinger S (2006) Moby Dick-das Gesundheitsprogramm für übergewichtige Kinder. Aktuelle Ernährungsmedizin 2006, 31: 255-292

Petersen C, Schlesinger S (2009) Moby Dick- Das Gesundheitsprogramm für übergewichtige Kinder. ADIPOSITAS 2009, 3: 22-26

Reinehr T, Kersting M, Wollenhaupt A et al. (2005) Evaluation der Schulung „OBELDICKS" für adipöse Kinder und Jugendliche. Klinische Pädiatrie 2005, 217: 1-8

Reinehr T, Temmesfeld M, Kersting M (2007) Four-year follow-up of children and adolescents participating in an obesity intervention program. International Journal of Obesity, 31: 1074-1077

Rost G (2004) Durchführung einer Gesundheitskur im Weserbergland für adipöse Kinder und Jugendliche im Jahre 2004 in Kooperation mit Moby Dick Hamburg. Aktuelle Ernährungsmedizin 2004, 29: 70

Wabitsch M, Moß A (2009) Therapie der Adipositas im Kindes- und Jugendalter, Evidenzbasierte Leitlinie der Arbeitsgemeinschaft Adipositas im Kindes- und Jugendalter

(AGA) und der beteiligten medizinischen-wissenschaftlichen Fachgesellschaften, Berufsverbände und weiterer Organisationen

Wabitsch M, Kunze D (2013) Konsensbasierte (S2) Leitlinie zur Diagnostik, Therapie und Prävention von Übergewicht und Adipositas im Kindes- und Jugendalter

2. Bücher

Petersen C, Hamm M (2003) Moby Dicks Spaß-Diät für Kinder-Spielend leicht in Form,
Ullstein-Verlag, Berlin

Reinehr T, Dobe M, Kersting M (2010) Therapie der Adipositas im Kindes- und Jugendalter-
Die Schulungsprogramme OBELDICKS Light und OBELDICKS für übergewichtige und adipöse
Kinder und Jugendliche. Hogrefe Verlag GmbH & Co. KG, Göttingen

3. Internetseiten

Arbeitsgemeinschaft Adipositas im Kindes- und Jugendalter (2011) Komorbidität.
http://aga.adipositas-gesellschaft.de/index.php?id=321 (Aufgesucht am 21.08.2014)

Korsten-Reck U, Rudloff C, Kayser R et al. (2012) Freiburger Interventionsprogramm zur
ambulanten Therapie der Adipositas im Kindesalter (FITOC), Multiplikation.
http://www.fitoc.de/index.php?id=47#c221 (aufgesucht am 24.08.2014)

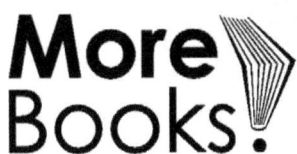
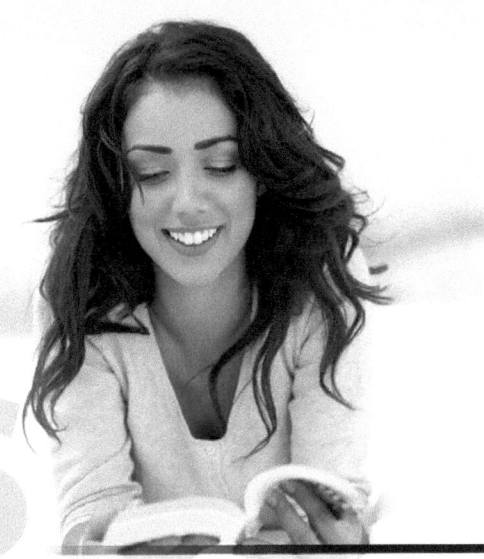
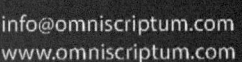 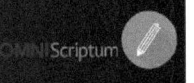

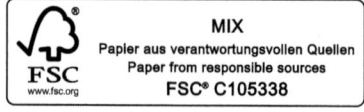
Printed by Books on Demand GmbH, Norderstedt / Germany